Dr. Peter J. D'Adamo mit Catherine Whitney

Das Original-Blutgruppenkonzept
Tipps für die Blutgruppe 0

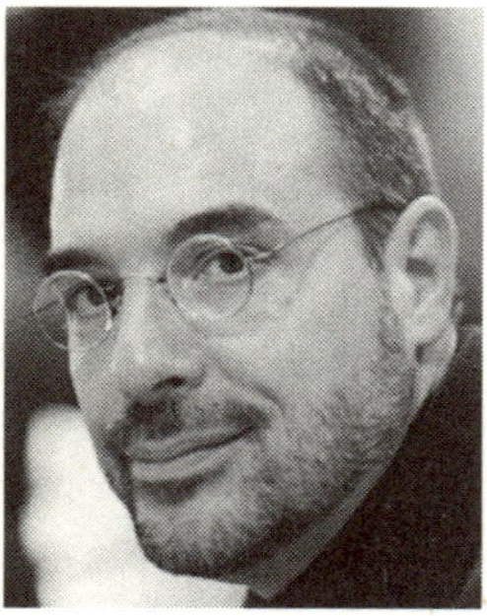

Dr. Peter J. D'Adamo, geboren 1956 in New York, ist einer der bekanntesten Naturheilmediziner in den USA. Er hat über viele Jahre hinweg die Zusammenhänge zwischen der individuellen Blutgruppe, der Ernährungs- und Lebensweise sowie zwischen Gesundheit und Krankheiten erforscht. Sein Grundlagenbuch »4 Blutgruppen – Vier Strategien für ein gesundes Leben« ist in den USA ein Millionen-Erfolg und wurde auch bei uns zum Bestseller. Danach hat er (ebenfalls mit Catherine Whitney) »4 Blutgruppen – Das Kochbuch für ein gesundes Leben« und »4 Blutgruppen – Richtig leben« veröffentlicht. Beide liegen ebenfalls im Piper Verlag vor.

Catherine Whitney, geboren 1950 in Seattle, ist Co-Autorin zahlreicher Gesundheitsbücher.

Dr. Peter J. D'Adamo
mit Catherine Whitney

Das Original-Blutgruppenkonzept

Tipps für die Blutgruppe 0

Aus dem Amerikanischen von
Erica Mertens-Feldbausch

Piper
München Zürich

Die Originalausgabe erschien unter dem Titel »Blood Type 0 – Food, Beverage and Supplement Lists from ›Eat Right for Your Type‹« 2002 bei Berkley Books / The Berkley Publishing Group, a division of Penguin Putnam INC., New York

Redaktion: Linda Strehl

ISBN 3-492-04454-9
3. Auflage 2004

Umschlaggestaltung: Büro Jorge Schmidt, München
Umschlagfoto: gettyimages / V. C. L.
Autorenfoto: Peter von Felbert
Satz: Filmsatz Schröter GmbH, München
Druck und Bindung: GGP Media, Pößneck
Printed in Germany

www.piper.de

Für die Menschen des 21. Jahrhunderts mit der Blutgruppe 0, damit sie sich ihres ungewöhnlichen Erbes bewußt werden können

Ein wichtiger Hinweis

Das vorliegende Buch stellt keinen Ersatz für die Empfehlungen eines Arztes oder anderer mit der medizinischen Versorgung beauftragter Menschen das. Es soll die Leser vielmehr mit den nötigen Informationen versorgen, die ihnen im Hinblick auf Gesundheit und optimales Wohlbefinden von Nutzen sein können. Alle Fragen der Gesundheit bedürfen der fachkundigen Beurteilung durch einen Arzt. Autor und Verlag sind weder haftbar noch verantwortlich für irgendwelche Nachteile oder Schäden, die angeblich aus einer in diesem Buch enthaltenen Information oder einem darin gemachten Vorschlag erwachsen.

Autor und Verlag übernehmen keine Verantwortung für allfällige Waren und/oder Dienstleistungen, die in diesem Buch angeboten oder erwähnt werden, und lehnen ausdrücklich jede Haftung in bezug auf die Verfügbarkeit solcher Waren und/oder Dienstleistungen ab. Desgleichen sind Autor und Verlag weder verantwortlich noch haftbar für irgendwelche Nachteile, Schäden oder Kosten, die Personen oder Eigentum im Zusammenhang mit derlei Ware und/oder Dienstleistung erwachsen.

Inhalt

Danksagungen

Wissenschaftliche Forschung ist nie das Werk eines einzelnen, und deshalb geht mein Dank an viele Personen. Während der Arbeit haben mich zahlreiche Menschen motiviert, angespornt und unterstützt und mir ihr Vertrauen geschenkt. Allen voran danke ich meiner Frau Martha von ganzem Herzen für ihre tagtägliche Liebe und Freundschaft; meinen Töchtern Claudia und Emily für die Freude, mit der sie mein Leben bereichern, sowie meinen Eltern Dr. James und Christl D'Adamo, die mich lehrten, meiner Intuition zu vertrauen.

Des weiteren gilt mein tief empfundener Dank meiner Mitautorin Catherine Whitney und deren Mitarbeiter Paul Krafin, die eine Fülle wissenschaftlicher Fakten zu einem praktischen Ratgeber für die alltägliche Lebensführung zusammenstellten; meiner Agentin Janis Vallely, die sich engagiert und klug für meine Belange einsetzt und mich anspornt, sowie Amy Hertz, meiner Lektorin bei Riverhead/Putnam, deren Weitsicht und Kompetenz der Blutgruppenstrategie zum Durchbruch verhalf.

Zu danken habe ich auch Jane Dystel, Catherines Literaturagentin, die uns mit Rat und Tat zur Seite stand; Heidi Merritt, die mit Engagement und Liebe zum Detail am Manuskript feilte, sowie meinen Mitarbeitern in der Summer Street 2009 für ihren hingebungsvollen Einsatz und der hart arbeitenden Belegschaft in der Brook Street 5.

Und nicht zuletzt gilt mein Dank all den liebenswerten Patienten, die mir auf ihrer Suche nach Gesundheit und Wohlbefinden ihr Vertrauen schenkten.

Was Angehörige der Blutgruppe 0 über die Diät berichten

Lynn N., 32 Jahre alt

»Vor etwa einem Jahr wurde bei mir Typ-II-Diabetes diagnostiziert, und es war – gelinde gesagt – ein ziemlicher Kampf für mich, meine Blutzuckerwerte unter Kontrolle zu halten. Die Typ-0-Diät ist wirklich erstaunlich. In der Vergangenheit habe ich es schon mit vegetarischer Kost versucht, aber bis heute verstehe ich nicht, weshalb meine Gesundheit davon nicht profitiert hat oder ich kaum an Gewicht verloren habe.

Als übergewichtige, diabeteskranke Frau afro-amerikanischer Herkunft, die nicht nur alleinerziehende Mutter und Vollzeitstudentin an einem College, sondern zudem noch als Fremdsprachentutorin und in einer Hausverwaltung tätig ist, muß ich unbedingt auf meine Gesundheit achten. Jetzt habe ich zu meiner Freude festgestellt, daß sich nach nur wenigen Wochen Typ-0-Diät meine Energie gesteigert hat und meine Blutzuckerwerte gesunken sind. Verdauungsprobleme, Sodbrennen und Blähungen sind gleichfalls verschwunden, seitdem ich Weizen- und Maisprodukte meide. Statt dessen esse ich jetzt andere Getreidesorten wie Dinkel, Kamut und Quinoa sowie Buchweizen, Roggen und Naturreis in kleinen Mengen.

Insgesamt betrachtet halte ich mich streng an die Typ-0-Diät. Zum Glück ist es mir nicht allzu schwergefallen, auf typisch afro-amerikanische Lebensmittel wie Schweinshaxe und Maisbrot zu verzichten. Ich freue mich, Ihnen mitteilen zu können, daß ich mittlerweile abnehme und mich dabei ausgezeichnet fühle.«

Chris A., 42 Jahre alt

»Vor 21 Jahren starb mein Vater an einem Herzinfarkt. In der Hoffnung, mir dieses Schicksal zu ersparen, wurde ich vor neun Jahren zum Vegetarier. Grundlage meiner Ernährung war Getreide, und auf meinem Speisezettel fanden sich vorwiegend Vollkornprodukte aus biologischem Anbau. Vor vier Jahren erkrankte ich dann an Pemphigus, einer unter Umständen tödlich verlaufenden Autoimmunkrankheit, bei der das körpereigene Immunsystem die Haut angreift.

Nach einem Klinikaufenthalt und der täglichen Einnahme von 180 mg Prednison verbrachte ich nach meiner Entlassung eineinhalb Jahre mit dem Ausprobieren zahlreicher traditioneller und naturheilkundlicher Therapien. Ich blieb Vegetarier und nahm weiterhin täglich 30 bis 40 mg Prednison ein. Nach Allergietests, Haaranalysen und zahlreichen Blutuntersuchungen wurde ich schließlich zum Rohkostvegetarier und zunehmend kränker.

Angesichts der nur spärlichen Forschungsarbeiten zum Thema Pemphigus mußte ich mich zwangsläufig mit anderen Autoimmunkrankheiten beschäftigen. Ein weitverbreitetes Merkmal chronischer Erkrankungen ist das sogenannte Sludge- oder Geldrollen-Phänomen, bei dem Erythrozyten (rote Blutkörperchen) geldrollenähnlich aneinanderhaften oder verkleben. Einer meiner Ärzte stellte dieses Phänomen auch bei mir fest, wußte aber nicht damit umzugehen.

Zwei Monate später las ich das Buch *4 Blutgruppen –*

Vier Strategien für ein gesundes Leben, in dem Dr. D'Adamo erklärt, warum es zu diesem Geldrollen-Phänomen kommt und weshalb die Zusammenstellung der Nahrungsmittel die Ursache hierfür ist. Kurz gesagt – ein und dasselbe Nahrungsmittel kann aufgrund bestimmter chemischer Gegebenheiten für eine Person bekömmlich, für eine andere hingegen schädlich sein. Offensichtlich machte ich zwar demnach alles richtig, aber nicht für meinen Typ.

Zwei Monate, nachdem ich damit angefangen hatte, meine Nahrungsmittel nach dem Ernährungsplan von Dr. D'Adamo zusammenzustellen, machte sich eine Besserung meines Zustandes bemerkbar. Nach wie vor aber ernährte ich mich vegetarisch. Angesichts der positiven Ergebnisse dieser Nahrungsmittelzusammenstellung begann ich – wenn auch zögernd –, Fleisch zu essen. Das Ganze liegt nun ein Jahr zurück. Meine Krankheitserscheinungen lassen zusehends nach, ich nehme weder Medikamente noch Nahrungsergänzungsmittel und werde von Tag zu Tag gesünder. Ich verdanke mein Leben Dr. D'Adamo.«

Sue T., 50 Jahre alt

»Ich hatte einen Punkt erreicht, an dem ich das Gefühl hatte, sämtliche Nahrungsmittel seien Gift für mich. Mindestens zweimal am Tag war mir sterbensübel, und ohne Medikamente gegen Durchfall konnte ich meinen Arbeitstag nicht durchstehen. Überdies war ich wegen verschiedener anderer gesundheitlicher Probleme in Behandlung. Mir wurde die Gallenblase entfernt, mein Bluthochdruck entgleiste, und die Funktion meiner Schilddrüse war weitestgehend eingeschränkt.

Bereits eine Woche nach der Umstellung auf die Typ-0-Diät stellte sich eine merkliche Besserung ein. Die Bauchschmerzen waren verschwunden, und sowohl Bluthochdruck wie Schilddrüsenfunktion ließen sich wieder regulieren. Ich nahm etwas ab, doch die deutlichste Veränderung stellte sich in puncto Wohlbefinden und Energie ein. Meine Mitmenschen, die zuvor miterlebt hatten, wie ich tagtäglich mühsam nach etwas Eßbarem Ausschau hielt, das mich nicht sterbenskrank machte, und wie ich gegen Schwäche, Erschöpfungszustände und ausgeprägten Energiemangel ankämpfte, waren völlig verblüfft. Mittlerweile wieder fit wie ein Teenager, bin ich von der Blutgruppendiät überzeugt. Ihre positiven Auswirkungen auf Gesundheit und Leben stehen außer Zweifel.«

Thomas F., 29 Jahre alt

»Nur zwei Wochen nachdem ich mit der Typ-0-Diät begonnen hatte, steigerte ich mich von mühsamen 15 auf fast 30 Liegestütze am Stück. Ich habe das Gefühl, meinen Organismus jetzt endlich mit dem optimalen Brennstoff zu versorgen. Zuvor war ich zwei Jahre lang ein ziemlich strenggläubiger Veganer mit reichlich Tofu, Naturreis und Gemüseburgern auf dem Speisezettel, dazu viel Erdnußbutter und Weizen, aber keinerlei Milchprodukten. Fast die ganze Zeit über fühlte ich mich krank.

Jetzt erkenne ich, daß ich die Quadratur des Kreises versucht hatte. Für sich allein betrachtet bestand die bedeutendste Veränderung seit der Umstellung auf die Typ-0-Diät in einer merklichen Abschwächung meiner Angst- und Beklemmungsgefühle. Dieses Phänomen schreibe ich dem Nachlassen der zum Dauerzustand gewordenen körperlichen Erschöpfung zu.«

Ein Wort zuvor

Liebe Leserin, lieber Leser,

Das Original-Blutgruppenkonzept – Tipps für die Blutgruppe 0 ist ein spezieller Ernährungsratgeber, der sich ausschließlich mit den Grundsätzen und Strategien der Blutgruppendiät befaßt. Neulinge können sich anhand dieses einfachen, leicht verständlichen Ratgebers mit den wichtigsten Regeln dieser Ernährungsweise vertraut machen. Und wer sich bereits an die Blutgruppendiät hält und sich mit der umfangreichen Reihe *4 Blutgruppen – Vier Strategien für ein gesundes Leben*, *4 Blutgruppen – Das Kochbuch für ein gesundes Leben* und *4 Blutgruppen – Richtig leben* beschäftigt hat, bekommt mit diesem Büchlein ein handliches Brevier, das in jede Tasche paßt.

Seit Einführung der Blutgruppendiät vor fünf Jahren erhielt ich Zehntausende von Dankesbriefen von Menschen aus aller Welt. Viele von denen, die mir schrieben, sind Vertreter des Typs 0 und verdanken ihren Erfolg im Kampf gegen chronische Gesundheitsprobleme, ernsthafte Erkrankungen oder ständiges Übergewicht einzig der Ernährung und Lebensweise in Übereinstimmung mit den genetischen Signalen ihrer Blutgruppe. Zunehmend mehr Forscher stützen die Überzeugung, daß individuelle Verschiedenartigkeit sehr wohl eine Rolle spielt, wenn es darum geht, strategische Entscheidungen in bezug auf Gesundheit und Lebensweise zu treffen.

Ich hoffe aufrichtig, daß Sie bald zu jenen Angehörigen der Blutgruppe 0 zählen werden, die sich mit Erfolg an diese Ernährungsweise halten. Und ich lade Sie dazu ein, allesamt dieselben Erfahrungen zu sammeln – nämlich ein neues Gefühl von Wohlbefinden und Gesundheit zu erleben, den untrüglichen Kennzeichen für die Bekömmlichkeit der Typ-0-Ernährung.

Ein wichtiger Hinweis
Der Inhalt dieses Büchleins wurde gestrafft und enthält nur die wichtigsten grundlegenden Informationen über die Blutgruppendiät. Um aus dieser Form der Ernährung optimalen therapeutischen Gewinn zu ziehen, ist es sehr ratsam, meine ausführlichen und wissenschaftlich fundierten Ratgeber zu lesen. In diesen drei Büchern –

- *4 Blutgruppen – Vier Strategien für ein gesundes Leben*,
- *4 Blutgruppen – Das Kochbuch für ein gesundes Leben*

und

- *4 Blutgruppen – Richtig leben*

– findet sich eine Fülle von Details zum Verständnis der überaus bedeutsamen Rolle, die Ihre Blutgruppe in bezug auf Ernährung und Sport, Gesundheit und Krankheit, Langlebigkeit, körperliche Vitalität und emotionale Stabilität spielt.

Dr. Peter J. D'Adamo

Einführung: Die Zusammenhänge zwischen Blutgruppe und Ernährung

Der Gedanke eines Zusammenhanges zwischen Blutgruppe und Ernährung ist für die meisten Menschen neu, bietet aber nicht selten eine Antwort auf die eine oder andere komplizierte Frage. Seit langem war uns bewußt, daß es in unserem Verständnis für die Vorgänge, die letztendlich zu Gesundheit oder Krankheit führen, ein fehlendes Verbindungsglied gibt. Es mußte einen Grund dafür geben, weshalb in Studien über die Zusammenhänge zwischen Ernährungsfragen und der Überwindung von Krankheiten so viele Widersprüche auftauchten. Mit der Untersuchung der Blutgruppen fand sich ein Weg zur Erhellung dieser Widersprüche.

Blutgruppen sind so elementar wie die Schöpfung selbst. In der meisterlichen Logik der Natur folgen die vier Blutgruppen vom Anbeginn der menschlichen Geschichte bis zum heutigen Tag einem ununterbrochenen Pfad. Sie sind der Fingerabdruck unserer ersten Vorfahren auf dem unzerstörbaren Pergament der Geschichte. Als Angehörige(r) der Blutgruppe 0 tragen Sie den genetischen Fingerabdruck der allerersten Menschen in sich – der Jäger und Sammler der Cro-Magnon-Zeit. Das Gen der Blutgruppe 0 versetzte unsere Vorfahren in die Lage, Gesundheit und Überlebenskraft aus einer an tierischem Eiweiß reichen Nahrung zu beziehen. Erstaunlicherweise zeigt Ihr Immun- und Verdauungssystem noch heute, zu Beginn des 21. Jahrhunderts, eine Vorliebe für Nahrungsmittel, von denen sich schon Ihre Typ-0-Urahnen ernährt haben.

Die Blutgruppe ist der Schlüssel zum Immunsystem des Menschen und damit ausschlaggebender, bestimmender Faktor seines Gesundheitsprofils. Ihr individuelles Blutgruppenantigen fungiert gewissermaßen als Torwächter und erzeugt Antikörper zur Abwehr gefährlicher Angreifer. Trifft ein Antikörper auf das Antigen eines mikrobiellen Eindringlings, kommt es zu einer als Agglutination (wörtlich: Zusammenkleben) bezeichneten Reaktion: Der Antikörper heftet sich an das Antigen des Virus und macht es klebrig. Wenn Zellen, Viren, Parasiten und Bakterien agglutinieren, heißt dies, daß sie aneinander klebenbleiben und verklumpen und damit leichter zu beseitigen sind.

Doch mit dem Thema Agglutination hat es noch wesentlich mehr auf sich. Wissenschaftler stellten nämlich fest, daß viele Nahrungsmittel die Zellen bestimmter Blutgruppen verklumpen, andere hingegen nicht. Das heißt also, ein Nahrungsmittel, das die Zellen einer Blutgruppe schädigt, kann sich auf jene eines anderen Typs wohltuend auswirken.

Zwischen dem Blut des Menschen und den Nahrungsmitteln, die er zu sich nimmt, kommt es zu einer chemischen Reaktion, und diese Reaktion ist Teil unseres genetischen Erbes. Beteiligt daran sind die sogenannten Lektine – verschiedenartige, im Organismus in reichlichen Mengen vorkommende Eiweißverbindungen, die agglutinierende Eigenschaften besitzen und sich damit negativ auf das Blut auswirken. Dank dieser Eigenschaften ermöglichen es die Lektine unterschiedlichen natürlichen Organismen, sich aneinanderzuheften. Nicht selten sind die von Viren oder Bakterien eingesetzten Lektine blutgruppenspezifisch und damit für die betroffene Person besonders schädlich.

Verzehren Sie ein Nahrungsmittel, das Lektine enthält, die sich mit Ihrem Blutgruppenantigen nicht vertragen, attackieren diese Lektine ein Organ oder Körpersystem (Nieren, Leber, Gehirn, Magen usw.) und beginnen, die Blutzellen in dieser Region zu agglutinieren. So kommt es beispielsweise zwischen dem Weizenkeimlektin und dem Blut von Typ 0 zu einer Kreuzreaktion; das Lektin greift die Verdauungsenzyme an und beeinträchtigt die Insulinproduktion.

Die Typ-0-Diät bietet eine Möglichkeit, die natürlichen Schutzfunktionen des Immunsystems zu erneuern, den Stoffwechsel umzustellen und das Blut von gesundheitsschädlichen agglutinierenden Lektinen zu befreien. Je nach Schwere Ihrer gesundheitlichen Beeinträchtigung und der Konsequenz, mit der Sie sich an die Empfehlungen halten, können Sie aus dieser Form der Ernährung Nutzen ziehen.

Grundlagen der Typ-0-Diät

Für Angehörige der Blutgruppe 0 ist eine an tierischem Eiweiß reiche Kost bekömmlich, denn in ihrem Verdauungstrakt ist die Erinnerung an die Frühzeit der Menschheit nach wie vor lebendig. Aufgrund der proteinreichen Ernährung der Jäger und Sammler und der ungeheuren körperlichen Anforderungen an den Organismus dieser frühen Vertreter des Typs 0 befanden sich die meisten archaischen Menschen in einem Zustand leichter Ketose, das heißt in einer körperlichen Verfassung mit verändertem Stoffwechselgeschehen. Ketose ist das Resultat einer eiweiß- und fettreichen Ernährung mit einem sehr geringen Anteil an Kohlenhydraten. Dabei wandelt der Organismus die Proteine und Fette, die er anstelle von Zucker als Brennstoff für die Konstanthaltung der Glukosespiegel verwertet, in Ketonkörper um. Die Kombination aus Ketose, Kalorienmangel und körperlicher Aktivität brachte einen hageren, ausdauernden Jägertyp hervor, und dies war der Schlüssel zum Überleben der menschlichen Rasse.

Zum Glück kommt zunehmend mehr Fleisch von freilaufenden Tieren aus ökologischer Aufzucht auf den Markt. Ausschlaggebend für den Erfolg der Typ-0-Diät ist der Verzehr von magerem, von chemischen Rückständen freiem Fleisch, Geflügel und Fisch.

Die Typ-0-Diät wirkt sich deshalb positiv auf Ihren Organismus aus, weil sie in ihrer logischen, wissenschaftlich fundierten Zusammenstellung auf den Merkmalen und Eigenschaften der Körperzellen aufbaut. Sie umfaßt 14 Nahrungsmittelgruppen:

Fleisch und Geflügel
Fisch und Meeresfrüchte
Milchprodukte und Eier
Öle und Fette
Nüsse und Samenkerne
Bohnen und Hülsenfrüchte
Getreide, Brot (Gebäck) und Teigwaren
Gemüse
Obst
Säfte und Flüssigkeiten
Kräuter, Gewürze und Verdickungsmittel
Würzmittel und Eingemachtes
Kräutertees
Diverse Getränke

Jede dieser Nahrungsmittelgruppen ist in die drei Kategorien »sehr bekömmlich«, »neutral« und »zu vermeiden« unterteilt, die Sie sich am besten folgendermaßen einprägen:

- sehr bekömmlich: Nahrungsmittel, die im Organismus wie Arznei wirken
- neutral: Nahrungsmittel im Sinne von »Essen« ohne spezifische arzneiliche oder toxische Effekte auf den Organismus
- zu vermeiden: Nahrungsmittel, die im Organismus wie Gift wirken

Angesichts der breitgefächerten Palette an Nahrungsmitteln brauchen Sie sich wegen eventueller Einschränkungen keine Gedanken zu machen. Geben Sie – soweit möglich – der Kategorie »sehr bekömmlich« den Vorzug gegenüber der Gruppe »neutral«, aber verzehren Sie getrost auch die für Sie verträglichen neutralen Nahrungsmittel; sie fügen Ihnen keinen Schaden zu und enthalten vielerlei für eine ausgewogene Ernährung notwendige Nährstoffe.

Zu Beginn jeder Nahrungsmittelkategorie findet sich eine kleine Tabelle, aus der Sie die Größe der Einzelportionen und die empfohlene Anzahl pro Woche oder Tag ersehen können und die etwa so aussieht:

Blutgruppe 0

Nahrungsmittel	Einzelportion	pro Woche
Fisch und Meeresfrüchte	120–180 g	3–5

Die Angaben für Größe und Anzahl der einzelnen Portionen sind kein »Muß«, sondern Empfehlungen für einen optimalen Diätplan. In jedem Fall sollten Sie versuchen, diese Vorschläge Ihren individuellen Bedürfnissen anzugleichen.

Übersichten zu den Nahrungsmittelgruppen

1 Fleisch und Geflügel

Blutgruppe 0

Nahrungsmittel	Einzelportion	pro Woche
Mageres, rotes Fleisch	120 – 180 g (Männer)	4–6
Geflügel	60 – 150 g (Frauen/Kinder)	2–3

Essen Sie mageres Rindfleisch, Lamm, Truthahn und Huhn (oder Fisch), sooft Sie mögen. Je belastender Ihr Beruf oder je kraftraubender die sportliche Aktivität, desto höher sollte der Proteinanteil bei Ihrer Ernährung sein.

sehr bekömmlich	
Büffel	Kalbsleber
Hammel	Lamm
Innereien (Herz, Bries)	Rind
Kalb	Wild

neutral	
Ente Fasan Gans Huhn/Hähnchen Kaninchen Perlhuhn Pferd	Pute (Truthahn) Rebhuhn Strauß Täubchen Waldhuhn Ziege

zu vermeiden	
Schinken Schwein	Speck Wachtel

Eigene Notizen

Rinder-/ Geflügel-Leber

Blutgruppe 0

Nahrungsmittel	Einzelportion	pro Woche
Alle Arten	120–180 g	3–5

Seefische mit hohem Fettanteil wie beispielsweise Kabeljau, Hering oder Makrele sind für den 0-Typ ausgesprochen bekömmlich. Fischöl enthält reichlich Vitamin K; es begünstigt die Blutgerinnung, mit der Angehörige der Blutgruppe 0 häufig Probleme haben. Viele Meeresfrüchte sind ausgezeichnete Lieferanten von Jod, das für die Regulation der Schilddrüsenfunktion unentbehrlich ist. Unregelmäßigkeiten der Schilddrüsenfunktion sind typisch für den Typ 0 und oftmals Auslöser für Stoffwechselprobleme und Gewichtszunahme.

sehr bekömmlich	
Alse (Maifisch)	Regenbogenforelle
Flußbarsch	Roter Schnapper
Gelbschwanz	Schwertfisch
Hecht	Seezunge
Heilbutt	Stör
Kabeljau	Ziegelfisch

neutral	
Aal	Makrelen
Anchovis (Sardellen)	Maräne
Austern	Meeräsche
Bachforelle	Meerbrasse
Blaufisch	Merlan
Buntbarsch	Miesmuscheln
Butterfisch	Mondfisch
Delphin	Papageifisch
Erntefisch	Pazifischer Pompano
Fächerfisch (Seglerfisch)	Rot-/Goldbarsch
Flunder	Sardinen
Garnelen	Sauger
Haifisch	Schellfisch
Hechtbarsch	Seebarsch
Hering (frisch)	Seehecht (Hechtdorsch)
Hummer	Seeteufel
Jakobsmuscheln (Kammuscheln)	Stint
Karpfen	Thunfisch
Katzenwels	Umber-/Adlerfisch
Knurrhahn	Venusmuscheln
Krabben	Weinbergschnecken
Lachs	Weißfisch
Lachsforelle	Weißstör
Lumb	Wittling
	Zackenbarsch
	Zungenbutt

zu vermeiden	
Barrakuda (Pfeilhecht)	Krake
Froschschenkel	Meerschnecken
Hering (mariniert)	Muskalunge (Hecht)
Kalmar (Tintenfisch)	Pollack (heller Seelachs)
Katzenfisch (Wels)	Räucherlachs
Kaviar	Seeohr

Eigene Notizen

Räucherlachs
absolut meiden!

frischer Hering,
also auch Matjes
mit Zwiebeln!

3 Milchprodukte und Eier

Blutgruppe 0

Nahrungsmittel	Einzelportion	pro Woche
Eier	1 Stück	3–6
Käse	60 g	0–1
Joghurt	120–180 g	0–2
Milch	125–200 ml	0–1

Menschen der Blutgruppe 0 sollten sich beim Verzehr von Milchprodukten sehr zurückhalten; ihr Organismus ist für die Metabolisierung (Verstoffwechselung) dieser Lebensmittel nur mangelhaft gerüstet, und sehr bekömmliche Erzeugnisse gibt es in dieser Nahrungsmittelgruppe nicht. Sojamilch und -käse sind ausgezeichnete Alternativen mit hohem Eiweißgehalt.

Eier in Maßen sind erlaubt; sie liefern reichlich die für Denk- und Sehvermögen wichtige Docosahexaensäure.

Achten Sie als 0-Typ darauf – und dies gilt vor allem für Frauen –, Ihren täglichen Calciumbedarf durch Einnahme eines Zusatzpräparates zu decken, nachdem Milchprodukte als die besten natürlichen Lieferanten von resorbierbarem Calcium für Sie wegfallen.

sehr bekömmlich	
Keine	

neutral	
Butter Enteneier Farmerkäse Feta (Schafskäse)	Ghee (geklärte Butter) Hühnereier Mozzarella Ziegenkäse

zu vermeiden	
Blauschimmelkäse	Kefir
Brie	Kuhmilch
Buttermilch	Molke
Camembert	Monterey Jack
Cheddar	Münster
Colby	Neufchâtel
Edamer	Paneer (indischer Frischkäse)
Eiscreme	Parmesan
Emmentaler	Provolone
Frischkäse	Quark
Gänseeier	Ricotta
Gouda	Sauerrahm (10%)
Gruyère	Schmelzkäse
Hüttenkäse	Wachteleier
Jarlsberg	Ziegenmilch
Joghurt	

Eigene Notizen

absolut keine
Kuhmilchprodukte,
keinen Joghurt!

4 Öle und Fette

Blutgruppe 0

Nahrungsmittel	Einzelportion	pro Woche
Öle	1 EL	4–8

Speiseöle werden von Menschen der Blutgruppe 0 gut vertragen. Sie können eine wichtige Nährstoffquelle darstellen und zudem die Verdauung fördern. Noch günstiger für den Organismus wirkt es sich aus, wenn man sich beim Verzehr von Ölen auf Sorten mit einfach ungesättigten Fettsäuren (wie beispielsweise Olivenöl) und solche mit einem hohen Anteil an Omega-Fettsäuren (wie beispielsweise Leinsamenöl) beschränkt. Diese Speiseöle wirken sich positiv auf Herz und Arterien aus und können sogar zur Senkung der Blutcholesterinspiegel beitragen.

sehr bekömmlich	
Leinsamenöl	Olivenöl

neutral	
Borretschsamenöl Dorschleberöl (Lebertran) Mandelöl Rapsöl	Schwarzes Johannisbeeröl Sesamöl Walnußöl

zu vermeiden	
Baumwollsaatöl Distelöl Erdnußöl Kokosöl Maiskeimöl	Nachtkerzenöl Rizinusöl (Kastoröl) Sojaöl Sonnenblumenöl Weizenkeimöl

Eigene Notizen

Olivenöl!

5 Nüsse und Samenkerne

Blutgruppe 0

Nahrungsmittel	Einzelportion	pro Woche
Nüsse und Samenkerne	eine Handvoll	2–5
Nußbutter	1–2 EL	

Für Menschen der Blutgruppe 0 stellen manche Sorten von Nüssen und Samenkernen eine reiche Quelle zusätzlichen pflanzlichen Proteins dar. Allerdings sollten Sie sie keinesfalls anstelle von eiweißreichem Fleisch essen. Für Ihre Ernährung sind Nüsse und Samenkerne nicht unbedingt notwendig, und nachdem sie viel Fett enthalten, ist es ratsam, sich beim Verzehr sehr zurückzuhalten. Nüsse rufen mitunter Verdauungsprobleme hervor und müssen deshalb gründlich gekaut werden. Leichter verdaulich sind Nußbutter und Nußmus. Sie sind vor allem bei Dickdarmproblemen zu empfehlen, die beim Typ 0 im Vergleich zu den übrigen Blutgruppen häufiger vorkommen.

sehr bekömmlich	
Kürbiskerne Leinsamen	Walnüsse

neutral	
Butternüsse	Mandeln
Färberdistelsamen	Pekannußbutter
Haselnüsse	Pekannüsse
Hickory (nordamerik. Walnuß)	Pinienkerne
Macadamianüsse	Sesampaste (Tahini)
Mandelmus	Sesamsamen

zu vermeiden	
Bucheckern	Mohnsamen
Cashewnüsse	Paranüsse
Erdnußbutter	Pistazien
Erdnüsse	Sonnenblumenkerne
Eßkastanien	Sonnenblumenmus

Eigene Notizen

Kürbiskerne!!!

Mandelmus!

6 Bohnen und Hülsenfrüchte

Blutgruppe 0

Nahrungsmittel	Einzelportion	pro Woche
Bohnen und Hülsenfrüchte (Trockengewicht)	160 g	1–3

Bohnen und andere Hülsenfrüchte stellen für Angehörige der Blutgruppe 0 keinen sonderlich wichtigen Bestandteil der Ernährung dar, weil die meisten Bohnen und Hülsenfrüchte Lektine enthalten, die sich im Muskelgewebe einlagern und ihm Säure entziehen. Versuchen Sie statt dessen, Ihren Eiweißbedarf vorwiegend aus tierischen Nahrungsmitteln zu decken.

sehr bekömmlich	
Adzukibohnen	Augenbohnen

neutral	
Cannellinibohnen Dicke Bohnen Gartenbohnen Grüne Erbsen Kichererbsen Limabohnen Miso (Sojapaste) Mungbohnen/ -sprossen Puff-/Saubohnen	Rote Bohnen Schwarze Bohnen Sojabohnen Sojakäse Sojamilch Tempeh (fermentierte Soja) Tofu (Sojakäse) Weiße Bohnen Zuckerschoten

zu vermeiden	
Kidneybohnen Perlbohnen	Pintobohnen

Eigene Notizen

7 Getreide, Brot (Gebäck) und Teigwaren

Blutgruppe 0

Nahrungsmittel	Einzelportion	pro Woche
Getreide und Teigwaren	80 g	
Brot	zwei Scheiben	1–6
Gebäck	ein Muffin	

Für Vertreter der Blutgruppe 0 finden sich unter der Rubrik »sehr bekömmlich« weder Getreidearten noch Teigwaren. Aus Buchweizen-, Topinambur- oder Reismehl hergestellte Teigwaren werden vom 0-Typ besser vertragen als die herkömmlichen Hartweizenprodukte. Allerdings sind sie für die Ernährung dieser Blutgruppe nicht unbedingt notwendig und sollten zugunsten der wesentlich empfehlenswerteren Nahrungsmittel Fleisch, Geflügel und Fisch nur hin und wieder auf Ihrem Speisezettel stehen.

Angehörige der Blutgruppe 0 vertragen überhaupt keine Weizenvollkornprodukte und sollten sie deshalb gänzlich meiden. Diese Produkte enthalten Lektine, die in Blut und Verdauungstrakt gleichermaßen nachteilige Reaktionen hervorrufen und die Nährstoffresorption der bekömmlichen Nahrungsmittel beeinträchtigen. Was die Gewichtszunahme beim 0-Typ angeht, sind Weizenprodukte die Hauptübeltäter. Die Weizenkeim-Glutene wirken sich bei dieser Blutgruppe negativ auf die Stoffwechselvorgänge aus. Ist der Stoffwechsel leistungsschwach oder träge, wird die Nahrung langsamer in Energie umgewandelt und damit als Fett gespeichert.

Brot und Gebäck enthalten zumeist etwas Weizenmehl und können deshalb für den Typ 0 zum Problem werden. Eine Ausnahme bildet das Essener Brot, das Sie in der Regel im Kühlregal des Reformhauses finden. Dieses Brot aus gekeimten Weizenkörnern kann der Typ-0-Organismus verarbeiten, weil die vorwiegend in der Samenschale vorkommenden Glutenlektine während des Keimungsprozesses zerstört werden. Anders als industriell hergestelltes Getreidekeimbrot ist Essener Brot ein »lebendiges« Lebensmittel mit einer Vielzahl bekömmlicher, intakter Enzyme.

sehr bekömmlich	
Essener Brot	

neutral	
Amaranth	Reisflocken
Basmatireis	Reiskleie
Buchweizen	Reismehlbrot
Dinkel und -flocken	Reiswaffeln
Dinkelmehlprodukte	Roggenbrot
Glutenfreies Brot	Roggenmehl
Haferkleie	Sobanudeln (Buchweizen)
Hafermehl	Sojabrot
Haferschrot	Tapioka (Maniokstärke)
Hirse	Tef (Hirseart)
Kamut (ägypt. Weizen)	Topinamburpasta
Naturreis	Weißer (polierter) Reis
Puffhirse	Wildreis
Puffreis	
Quinoa	

zu vermeiden	
Cornflakes Couscous Crunchy Gerste Glutenhaltige Weizenprodukte Glutenhaltiges Mehl Grüne Pasta (Spinat-) Hartweizenprodukte Mais Maisgrütze Maisschrot Matzen (aus Weizenmehl)	Mehrkornmüsli, -brot Puffmais (Popcorn) Pumpernickel Sorghumhirse (Mohrenhirse/Durra) Weizenauszugsmehl Weizenflocken Weizenkeimbrot Weizenkeime Weizenkleie Weizenschrot Weizenvollkornprodukte Weizenweißmehlprodukte

Eigene Notizen

Keine Haferflocken!

→ Dinkelflocken!

wenig gekochten Reis

→ tränende Augen

wie bei Weizen

Reiswaffeln okay!

8 Gemüse

Blutgruppe 0

Nahrungsmittel	Einzelportion	pro Tag
Gegart	100 g	3–5
Roh	100 g	3–5

Für Menschen der Blutgruppe 0 gibt es eine ungeheure Vielfalt verträglicher Gemüsesorten, und diese stellen einen wesentlichen Bestandteil ihrer Ernährung dar. Mehrere Gemüsesorten machen dem 0-Typ allerdings zu schaffen, wie beispielsweise Blumenkohl und Senfkohlblätter, zwei Angehörige der Brassica-Familie, die die bei dieser Blutgruppe ohnehin etwas eingeschränkte Schilddrüsenfunktion noch stärker beeinträchtigen können. An Vitamin K reiche grüne Blattgemüse wie Grünkohl und Rübengrün sind Menschen der Blutgruppe 0 sehr zuträglich. Vitamin K dient einem einzigen Zweck – es begünstigt die Blutgerinnung. Und nachdem es dem Typ 0 an mehreren Blutgerinnungsfaktoren fehlt, bedarf er der Unterstützung durch Vitamin K.

In Alfalfasprossen finden sich Substanzen, die den Verdauungsapparat reizen und damit Überempfindlichkeitsprobleme des 0-Typs verstärken können. Und die Schimmelstoffe in Champignons, Shiitakepilzen und fermentierten Oliven lösen bei dieser Blutgruppe mitunter allergische Reaktionen aus. All diese Nahrungsmittel sind dem Organismus von Typ 0 fremd, und er ist nicht dafür eingerichtet, damit fertig zu werden.

Die Lektine von Nachtschattengewächsen wie Auberginen und Kartoffeln lagern sich in gelenknahem Gewebe ein und rufen bei Menschen der Blutgruppe 0 entzündliche Gelenkprobleme hervor. Und nicht selten sind Diabetes und Fettleibigkeit beim Typ 0 auf eine durch Maislektine verursachte Beeinträchtigung der Insulinproduktion zurückzuführen. Als 0-Typ sollten Sie Mais meiden, insbesondere bei Gewichtsproblemen oder bei Diabetes in der Familienanamnese.

Tomaten sind ein besonderer Fall. Sie weisen einen hohen Gehalt an sogenannten *Panhämagglutininen* auf (Lektine, die das Blut sämtlicher Gruppen verklumpen) und machen dem Verdauungstrakt von Typ A und Typ B zu schaffen. Als Angehöriger der Blutgruppe 0 hingegen können Sie Tomaten essen, weil diese von Ihrem Organismus neutralisiert werden.

sehr bekömmlich	
Artischocken	Okra (Gumbofrucht)
Brokkoli	Paprikaschoten (rote)
Chicorée	Pastinaken
Eskarol (Winterendivie)	Romanasalat
Gartenkürbis	Rübengrün
Grünkohl	Rübenstiele
Kohlrabi	Spinat
Löwenzahn	Süßkartoffeln (Bataten)
Mangold	Weiße Rüben
Meerrettich	Zwiebeln

neutral

Abalonepilze
Auberginen
Austernpilze
Bambussprossen
Brunnenkresse
Champignons
Chilis
Chilischoten
Daikon (japan. Rettich)
Endivie
Enokipilze
Fenchel
Frühlingszwiebeln
Knoblauch
Knollensellerie
Kohl (Rot-/Weiß-/China-)
Kohlrüben (gelbe)
Kopfsalat
Maitakepilze
Melonenkürbis
Möhren
Oliven (grüne)
Pak-Choi
Paprikaschoten (gelbe/grüne)
Radicchio
Rettichsprossen
Rosenkohl
Rote Rüben
Rucola
Sauerkraut
Schalotten
Spargel
Staudensellerie
Tomaten
Wasserkastanien
Yamswurzel
Zucchini

zu vermeiden	
Akazie (Gummi arabicum) Alfalfasprossen Aloe Avokados Blumenkohl Gurken	Kartoffeln Mais Oliven (schwarze) Porree (Lauch) Senfkohlblätter Shiitakepilze

Eigene Notizen

Blumenkohl,
Rosenkohl und
Gurken meiden!

9 Obst

Blutgruppe 0

Nahrungsmittel	Einzelportion	pro Tag
Empfohlene Sorte	100 g bzw. eine Frucht	3–5

Personen der Blutgruppe 0 können aus einer Vielfalt köstlicher Früchte wählen. Für den 0-Typ ist Obst nicht nur ein wichtiger Lieferant von Vitaminen, Mineral- und Ballaststoffen, sondern auch eine ausgezeichnete Alternative zu Brot und Teigwaren. Ein Stück Obst anstelle einer Scheibe Brot bekommt Ihrem Organismus weit besser und begünstigt gleichzeitig den angestrebten Abbau von Pfunden.

Auf Orangen und Mandarinen sollten Sie wegen des hohen Säuregehaltes verzichten; zudem besitzen sie die Tendenz, die Toxizität (Giftstoffansammlungen) im Darmbereich zu steigern. Gegen die meisten Beeren ist nichts einzuwenden – ausgenommen Brombeeren; sie enthalten ein Lektin, das beim Typ 0 die Verdauung erschwert.

Soweit nichts anderes angemerkt ist, gilt die Zuordnung der einzelnen Obstsorten zu den drei Nahrungsmittelkategorien auch für den Saft der jeweiligen Sorte.

sehr bekömmlich	
Bananen Blaubeeren Dörrpflaumen Feigen (frisch/ getrocknet)	Guaven Kirschen Mangos Pflaumen/Zwetschgen

neutral	
Ananas Äpfel Aprikosen Birnen Boysenbeeren Brotfrucht Datteln Dewberries (amerik. Brombeersorte) Erdbeeren Galia-Melonen Granatäpfel Grapefruits Himbeeren Holunderbeeren Johannisbeeren (schwarz/rot) Kaktusfeigen Kumquats Limetten	Loganbeeren Maulbeeren Nektarinen Netzmelonen Papayas Persimonen (Kakis/ Dattelpflaumen) Pfirsiche Preiselbeeren Quitten Rosinen Stachelbeeren Sternfrucht (Karambola) Wassermelonen Weintrauben Wintermelonen Youngberries (Brombeer-Himbeer-Kreuzung) Zitronen

zu vermeiden	
Brombeeren	Kochbananen
Honigmelonen	Kokosnüsse
Kantalupmelonen	Mandarinen
Kiwis	Orangen

Eigene Notizen

Nichts meiden!

Blutgruppe 0

Nahrungsmittel	Einzelportion	pro Tag
Saft von empfohlenen Früchten	250 ml	2–3
Wasser	250 ml	4–7

Als 0-Typ sollten Sie Gemüsesäften, die basisch reagieren, den Vorrang vor Fruchtsäften geben. Bei Fruchtsäften ist es ratsam, zuckerarme Sorten zu wählen und solche, die reichlich Zucker enthalten, wie beispielsweise Apfelsaft oder -most, zu meiden. Als besonders hilfreich kann sich Ananassaft erweisen, weil er Flüssigkeitsansammlungen im Gewebe und Blähungen entgegenwirkt – Faktoren, die Gewichtszunahme begünstigen. Und auch Schwarzkirschensaft ist ein bekömmlicher, stark basisch reagierender Saft.

Halten Sie sich beim Zubereiten oder Kaufen von Säften an die in den Kapiteln 8 und 9 empfohlenen Gemüse- und Obstsorten.

Eigene Notizen

Ananas-
und Kirschsaft!

11 Kräuter, Gewürze und Verdickungsmittel

Kräuter und Gewürze können sich auf Ihr Verdauungs- und Immunsystem durchaus förderlich auswirken. So enthalten beispielsweise Würzmittel auf der Basis von Kombualgen reichlich das für eine normale Schilddrüsenfunktion unentbehrliche Jod und sind deshalb für den 0-Typ überaus bekömmlich. Und auch jodiertes Speisesalz ist ein ergiebiger Jodlieferant, sollte aber nur sparsam verwendet werden.

Blasentang kann bei Menschen der Blutgruppe 0 der Übersäuerung des Verdauungstraktes entgegenwirken und damit das Risiko für Geschwüre mindern. Die im Blasentang reichlich vorhandene Fucose schützt die Magen- und Darmschleimhaut und hindert damit Bakterien, die für die Entstehung von Magengeschwüren verantwortlich sind, daran, sich festzusetzen.

In geringen Mengen verzehrt, fügen Ihnen zuckerreiche Produkte wie Maissirup, Honig und Melasse sowie Rohrzucker in der Regel keinen Schaden zu. Dasselbe gilt für Schokolade. Halten Sie sich bei all diesen Produkten aber streng zurück und verwenden Sie sie nur gelegentlich als Speisewürze.

sehr bekömmlich	
Carob Cayennepfeffer Curry Kombualgen	Kurkuma Meerrettich Petersilie Rotalge

neutral	
Agar-Agar	Mandelessenz
Ahornsirup	Meersalz
Anis	Melasse
Apfelessig	Miso (Sojapaste)
Apfelpektin	Oregano
Backhefe	Paprika
Basilikum	Pfefferkörner
Bergamottöl	Pfefferminze
Bierhefe	Pfeilwurzmehl
Bohnenkraut	Piment (Nelkenpfeffer)
Chilipulver	Rosmarin
Chilis (rot)	Safran
Dill	Salbei
Estragon	Schnittlauch
Gelatine	Schokolade
Gerstenmalz	Senfpulver
Gewürznelken	Sojasauce
Grüne Minze	Süßholzwurzel
Honig	Tamari (dunkle Sojasauce; weizenfrei)
Kardamom	Tamarinde
Kerbel	Tapioka
Knoblauch	Thymian
Koriander	Vanilleextrakt
Korianderblätter (frisch)	Weinstein
Kreuzkümmel	Wintergrün
Kümmel	Zimt
Lorbeerblatt	Zucker (braun/weiß)
Majoran	Zuckerrohrsaft

zu vermeiden	
Aspartam Blaugrüne Algen (Blaualgen) Essig (Balsamico-/Weißwein-/Rotwein-) Fruchtzucker Guarana Guarkernmehl Kapern Karrageen (Perl-/Knorpeltang)	Natrium-L-Glutamat (Geschmacksverstärker) Maissirup Maisstärke Maltodextrin Muskatnuß/-blüte Pfeffer (schwarz/weiß) Traubenzucker Wacholderbeeren

Eigene Notizen

Muskat meiden!

12 Würzmittel und Eingemachtes

Für Angehörige der Blutgruppe 0 gibt es keine sehr zuträglichen Würzmittel. Glauben Sie, auf Senf, Mayonnaise oder Salatdressing nicht verzichten zu können, sollten Sie sich mengenmäßig zurückhalten und zu Produkten mit geringem Fett- und Zuckergehalt greifen. Eine Alternative wäre, sich derlei Würzmittel aus erlaubten Zutaten selbst zu bereiten.

Typ 0 darf zwar hin und wieder Tomaten essen, sollte aber Ketchup meiden, das unter anderem auch Essig und Maissirup enthält. Sauer und süßsauer Eingemachtes ist für Vertreter der Blutgruppe 0 schwer verdaulich und ruft heftige Magenschleimhautreizungen hervor. Ratsam wäre es zu versuchen, auf Würzmittel zu verzichten oder sie zumindest durch gesündere Zutaten wie Olivenöl, Zitronensaft und Knoblauch zu ersetzen.

sehr bekömmlich	
Keine	

neutral	
Apfelkonfitüre Gelee und Konfitüre aus bekömmlichen Früchten	Salatdressings (fettarm, aus bekömmlichen Zutaten) Senf (selbst zubereitet, ohne Essig)

zu vermeiden	
Mayonnaise Mixed Pickles Relish	Tomatenketchup Worcestershiresauce

Eigene Notizen

Gewürzgurken, Ketchup und Essig meiden!

13 Kräutertees

Die Empfehlungen in bezug auf Kräutertees gründen sich auf unsere allgemeinen Erkenntnisse über das, was Menschen der Blutgruppe 0 krank macht. Als Typ 0 können Sie Kräutertees zur Stärkung Ihrer Widerstandskraft gegen konstitutionell bedingte Schwachpunkte einsetzen. An erster Stelle steht dabei die Beruhigung des Verdauungs- und Immunsystems. Kräuter wie Pfefferminze, Petersilie, Hagebutte und Sarsaparille entfalten diese Wirkung. Alfalfa, Aloe, Große Klette und Maisgriffel hingegen stimulieren das Immunsystem und bewirken eine für den 0-Typ problematische Blutverdünnung.

sehr bekömmlich	
Bockshornklee (Griechisch Heu) Hagebutte Hopfen Ingwer Lindenblüten Löwenzahn	Maulbeere Petersilie Pfefferminze Rotulmenrinde Sarsaparille Vogelmiere

neutral	
Baldrian	Katzenminze
Dong quai (Dang gui; chines. Engelwurz)	Königskerze
Eisenkraut	Salbei
Ginseng	Schafgarbe
Grüne Minze	Süßholzwurzel
Helmkraut	Thymian
Himbeerblätter	Weißbirke
Holunder	Weißdorn
Kamille	Weißeichenrinde
	Weißer Andorn

zu vermeiden	
Alfalfa	Johanniskraut
Aloe	Krauser Ampfer
Enzian	Maisgriffel
Erdbeerblätter	Rhabarber
Gelbwurz	Rotklee
Große Klette	Sennesblätter
Hirtentäschel	Sonnenhut (Echinacea)
Huflattich	

Eigene Notizen

14 Diverse Getränke

Menschen der Blutgruppe 0 können nur unter wenigen annehmbaren Getränken wählen und müssen sich mit Mineralwasser und Kräutertees begnügen, die im großen und ganzen harmlos sind. Bier ist nicht zu empfehlen; Hopfen begünstigt nämlich die Absonderung von Magensäure, und für manche Biersorten wird Weizen verarbeitet. Der Genuß von Rotwein in bescheidenen Mengen ist zulässig, sollte aber nicht zum täglichen Ritual werden.

Als brauchbaren Ersatz für andere koffeinhaltige Getränke können Sie als 0-Typ grünen Tee trinken. Kaffee ist insofern problematisch, als er die bei dieser Blutgruppe ohnehin schon mehr als reichliche Magensäureproduktion noch steigert; zusätzliche Stimulierung ist daher wirklich überflüssig. Überdies wirkt sich Koffein negativ auf das Immunsystem aus und hemmt die Calciumresorption. Als Kaffeetrinker(in) könnten Sie vielleicht beginnen, Ihren täglichen Konsum nach und nach zu verringern – mit dem Ziel, eines Tages ganz darauf zu verzichten.

Beim schrittweisen Entwöhnen bleiben Sie von den üblichen Entzugserscheinungen wie Kopfschmerzen, Erschöpfung und Reizbarkeit verschont. Und grüner Tee ist – wie bereits erwähnt – eine bekömmliche koffeinhaltige Alternative.

sehr bekömmlich	
Grüner Tee	Mineralwasser

neutral	
Rotwein	

zu vermeiden	
Bohnenkaffee (entkoffeiniert/ mit Koffein) Limonade (alle Sorten)	Schwarzer Tee (mit/ohne Thein) Spirituosen Weißwein

Eigene Notizen

Grüntee!!!

14 Diverse Getränke

Empfehlungen zur Nährstoffergänzung

Zusätzlich zu den Nahrungsmittelgruppen finden Sie auf den folgenden Seiten Empfehlungen für die Ergänzung Ihrer Typ-0-Kost durch Vitamine, Mineralstoffe und Kräuter. Und genauso wie bei den Nahrungsmitteln zeitigen auch Nährstoffergänzungen nicht bei allen Blutgruppen dieselbe Wirkung. Jedes Vitamin-, Mineralstoff- und Kräuterpräparat spielt in Ihrem Organismus eine spezifische Rolle. Das Wunderheilmittel, von dem Ihr Freund der Blutgruppe A oder Ihre Typ-B-Freundin schwärmt, kann für Sie ohne Wirkung bleiben oder Ihnen gar Schaden zufügen.

Im Rahmen der Nährstoffergänzung sollte es Ihr Ziel sein, Ihre blutgruppenspezifischen Stärken noch zu steigern und sich durch eine zusätzliche Schutzbarriere gegen Ihre Schwächen abzuschirmen. Richten Sie Ihr Augenmerk also in erster Linie auf folgende Ziele:

- Verbesserung des Stoffwechsels
- Steigerung der Blutgerinnungsaktivität
- Vorbeugung gegen Entzündungen
- Stabilisierung der Schilddrüsenfunktion

Schwerpunkt der folgenden Empfehlungen sind Nährstoffergänzungen, die Sie Ihrem Ziel näher bringen können, sowie Warnungen vor Nahrungsergänzungspräparaten, die Ihrer Gesundheit abträglich sein oder gar schaden können.

Bestimmte weitverbreitete Vitamine und Mineralstoffe finden sich in den für den 0-Typ verträglichen Nahrungsmitteln in so reichlicher Menge, daß Zusatzpräparate in der Regel überflüssig sind; dazu zählen unter anderem Vitamin C und Eisen. Eine zusätzliche Gabe von 500 mg Vitamin C pro Tag schadet allerdings nicht. Ein Vitamin-D-Präparat ist nicht erforderlich. Viele Nahrungsmittel sind mit Vitamin D angereichert, und natürliches Sonnenlicht ist ohnehin der zuverlässigste Vitamin-D-Lieferant. Fundament dieser Empfehlungen sind die Regeln der Typ-0-Diät und deren Einhaltung.

Empfehlenswert

Vitamin B

Bei richtiger Ernährung benötigen Angehörige der Blutgruppe 0 fast nie ein Vitamin B_{12}- oder Folsäure-Zusatzpräparat. Allerdings habe ich Depressionen, Hyperaktivität und krankhafte Konzentrationsstörungen bei vielen Angehörigen der Blutgruppe 0 durch die Verabreichung hoher Dosen von Folsäure und Vitamin B_{12} in Kombination mit Typ-0-Ernährung und einem Trainingsprogramm erfolgreich behandelt. Diese beiden Substanzen sind für die Entwicklung der DNS (Desoxyribonukleinsäure) verantwortlich. Bei Experimenten mit einem hochwirksamen Vitamin-B-Komplex sollten Sie sich vergewissern, daß das Präparat keine Füllstoffe und Bindemittel enthält, durch die es für Ihren Organismus schwer resorbierbar wird. Meiden Sie auch Zubereitungen mit Zusätzen von Back- oder Bierhefe, Weizenkeimen oder anderen für Sie abträglichen Bestandteilen. Und halten Sie sich vor allem an Vitamin-B-reiche Nahrungsmittel.

Die besten Vitamin-B-Lieferanten für Blutgruppe 0:

Fleisch, Leber, Niere und Muskelfleisch, Eier, Fisch, Nüsse, dunkelgrüne Blattgemüse, Obst und Nährhefe

Vitamin K

Typisch für Vertreter der Blutgruppe 0 sind niedrigere Konzentrationen bestimmter Gerinnungsfaktoren, was zu Blutgerinnungsstörungen führen kann. Wichtig ist für Sie deshalb eine reichliche Aufnahme von Vitamin K. In der Regel ist die Zufuhr von Vitamin K in Form eines Zusatzpräparates aber nicht zu empfehlen, und deshalb sollten Sie unbedingt dafür sorgen, ausreichende Mengen dieses für den 0-Typ unentbehrlichen Nährstoffs mit der täglichen Kost aufzunehmen.

Die besten Vitamin-K-Lieferanten für Blutgruppe 0:

Leber, Fischöl, Eigelb, grüne Blattgemüse wie Grünkohl und Rübengrün

Calcium

Milchprodukte, die ergiebigsten Calciumlieferanten, sind in der Typ-0-Diät äußerst knapp bemessen, daher sollten Angehörige der Blutgruppe 0 ihre tägliche Kost durch ein Calciumpräparat ergänzen. Nachdem Typ 0 zudem zu entzündlichen Gelenkbeschwerden und Arthritis neigt, ist die Notwendigkeit für eine solche Nährstoffergänzung umso mehr gegeben. Die tägliche Zufuhr hoher Calciumgaben (600–1100 mg Calcium) dürfte für alle Menschen der Blutgruppe 0 wünschenswert sein, besonders zuträglich aber für Kinder dieses Typs während der Wachstumsperioden (zwischen dem 2. und 5. sowie dem 9. und 16. Lebensjahr) und für Frauen nach der Menopause.

Calciumquellen, die nicht zu den Milchprodukten zählen, sind zwar längst nicht so ergiebig wie diese, dennoch sollte sich der 0-Typ vorwiegend an solche Nahrungsmittel halten.

Die besten Calciumlieferanten für Blutgruppe 0:

Sardinen, Lachs (aus der Dose), Brokkoli, Rübengrün

Jod

Menschen der Blutgruppe 0 neigen aufgrund von Jodmangel zu einem instabilen Schilddrüsenstoffwechsel. Die Folge davon sind vielerlei Nebenwirkungen, unter anderem Gewichtszunahme, Wasseransammlungen im Gewebe und Erschöpfungszustände. Jod ist ein Spurenelement und für die Produktion von Schilddrüsenhormonen unentbehrlich. Zusatzpräparate sind nicht zu empfehlen, zumal die Typ-0-Diät ohnehin ausreichend Jod enthält.

Die besten Jodlieferanten für Blutgruppe 0:

Fisch (insbesondere Seefisch) und Meeresfrüchte, Kombualgen (Seetang), jodiertes Speisesalz

Mangan (mit Vorsicht)

Mangan findet sich vorwiegend in Vollkorngetreide und Hülsenfrüchten, deshalb ist es für Sie als Vertreter der Blutgruppe 0 schwierig, dieses Spurenelement aus der täglichen Kost aufzunehmen. Im großen und ganzen stellt Manganmangel aber kein Problem dar, und eine zusätzliche Einnahme ist selten nötig. Allerdings ließen sich bei Patienten der Blutgruppe 0 chronische Gelenkschmerzen (insbesondere im unteren Rückenbereich und in den Knien) durch kurzzeitige Verabreichung eines Manganpräparates in erstaunlichem Maße lindern.

Tun Sie dies aber niemals in eigener Regie! Unsachgemäße Einnahme kann zu einer Manganvergiftung führen, daher sollten Sie dieses Spurenelement nur unter ärztlicher Kontrolle einnehmen.

Nicht zu empfehlen

Vitamin A
Angehörige der Blutgruppe 0 neigen zu Blutgerinnungsstörungen, deshalb würde ich Ihnen von der Einnahme eines Vitamin-A-Präparats abraten, ehe Sie nicht mit Ihrem Arzt gesprochen haben. Vitamin-A-Zusatzpräparate können die Blutgerinnung zusätzlich hemmen, und Sie tun besser daran, sich statt dessen an die ergiebigen Vitamin-A- oder Beta-Carotin-Lieferanten in Ihrer täglichen Kost zu halten.

Für die Blutgruppe 0 erlaubte Vitamin-A-reiche Nahrungsmittel:

Seefisch, gelbe, orangefarbene und dunkle Blattgemüse

Vitamin E
Desgleichen würde ich Menschen der Blutgruppe 0 von der Einnahme eines Vitamin-E-Präparates abraten, weil dieses Vitamin die Neigung des 0-Typs zu Blutgerinnungsstörungen zusätzlich begünstigt. Beziehen Sie statt dessen Vitamin E aus Ihrer Nahrung.

Für die Blutgruppe 0 erlaubte Vitamin-E-reiche Nahrungsmittel:

Pflanzenöle, Leber, Nüsse, grüne Blattgemüse

Kräuter und Phytotherapeutika (pflanzliche Heilmittel)

Süßholz (*Glycyrrhiza glabra*)
Der für Menschen der Blutgruppe 0 typische hohe Ma-

gensäurespiegel kann zu Reizungen der Magenschleimhaut führen und macht den 0-Typ zudem anfällig für Magengeschwüre. Ein Süßholzpräparat mit der Bezeichnung DGL (de-glycyrrhizinierte Süßholzwurzel) kann Beschwerden lindern und die Heilung begünstigen. DGL ist in vielen Reformhäusern entweder als angenehm schmekkendes Pulver oder in Form von Pastillen erhältlich. Anders als die meisten anderen Medikamente zur Behandlung von Magengeschwüren übt DGL tatsächlich eine heilende Wirkung auf die Magenschleimhaut aus und schützt sie zudem vor Schädigungen durch Magensäure.

Blasentang (*Fucus vesiculosis*)

Blasentang, ein zur Seetangfamilie zählendes Kraut, stellt einen ausgezeichneten Nährstoff für Menschen der Blutgruppe 0 dar und weist einige interessante Inhaltsstoffe auf, darunter Jod und reichliche Mengen Fucose – den Grundaufbauzucker des 0-Typ-Antigens. Die im Blasentang enthaltene Fucose trägt beim Typ 0 zum Schutz der Magen- und Darmschleimhaut bei, insbesondere vor *H. pylori*, einem Bakterium, das Geschwüre hervorruft und an der in der Magenschleimhaut vorhandenen Fucose haften bleibt. Fucose wirkt auf *H. pylori* ähnlich wie Staub auf einem Stück Klebeband: sie verklumpt die Saugnäpfe des Krankheitskeims und hindert ihn auf diese Weise daran, sich an der Magenwand festzusetzen.

Überdies fand ich heraus, daß sich Blasentang bei Menschen der Blutgruppe 0 überaus hilfreich auf die Regulation des Körpergewichts auswirkt, insbesondere bei Personen mit Schilddrüsenfunktionsstörungen. Die in dieser Pflanze vorkommende Fucose fördert offenbar die Normalisierung des trägen Stoffwechselumsatzes und den Abbau von Pfunden.

Enzyme der Bauchspeicheldrüse

Sollten Sie als Typ 0 keine proteinreiche Kost gewohnt sein, wäre es ratsam, zu den Mahlzeiten so lange ein Bauchspeicheldrüsenenzym einzunehmen, bis Ihr Organismus damit begonnen hat, sich auf die konzentrierte Eiweißzufuhr umzustellen. Einschlägige Zusatzpräparate sind in den meisten Reformhäusern erhältlich.

pro Tag:

Vitamin C, 500 mg

Calcium, 600–1100 mg

Aus dem Arzneischrank der Natur

Die moderne Wissenschaft hat uns eine schier unübersehbare Vielfalt an Medikamenten beschert, die von wohlmeinenden Ärzten in aller Welt verordnet werden. Aber gehen wir mit der Verabreichung von Antibiotika und Impfstoffen auch wirklich mit der gebotenen Sorgfalt und Vorsicht zu Werke? Woher weiß der Arzt, welche Arzneimittel für Sie, Ihre Kinder und alle übrigen Familienangehörigen optimal geeignet sind? Auch hier findet sich mit Hilfe der Blutgruppe eine vernünftige Antwort.

Als Naturheilmediziner bin ich darum bemüht, keine freiverkäuflichen Medikamente zu empfehlen oder zu verordnen. In den meisten Fällen gibt es Alternativen aus dem Arzneischrank der Natur, die ebenso gut oder gar besser wirken und die – anders als viele pharmazeutische Präparate – keine problematischen Nebenwirkungen haben.

Die folgenden natürlichen Heilmittel bergen für Angehörige der Blutgruppe 0 keine Risiken.

Arthritis
Bittersalzbad (Epsomsalz)
Calcium
Rosmarinaufguß (Umschläge)
Weihrauchstrauch

Bauchkrämpfe und Blähungen
Fencheltee
Ingwer
Kamillentee
Pfefferminztee
Probiotische Nahrungsergänzungspräparate mit Bifidus-Faktor

Durchfall (Diarrhö)
Blaubeeren
Himbeerblätter
Holunderbeeren
L. acidophilus-Joghurtkulturen

Fieber
Eisenkraut
Katzenminze
Mutterkraut
Silberweidenrinde

Grippale Infekte
Gelbwurz
Hagebuttentee
Knoblauch
Lärchengummi (Arabinogalactan)

Halsschmerzen
Bockshornklee- (Griechisch Heu-) Tee zum Gurgeln
Gelbwurz-Salbei-Tee zum Gurgeln

Husten
Lindenblüten
Weißer Andorn

Kopfschmerzen
Baldrian
Kamille
Mutterkraut
Silberweidenrinde

Menstruationsschmerzen und -krämpfe
Jamaika-Hartriegel

Nasennebenhöhlenentzündung
Bockshornklee (Griechisch Heu)
Thymian

Ohrenschmerzen
Ohrentropfen aus Knoblauch-Königskerze-Olivenöl

Stauungszustände
Brennessel
Eisenkraut
Königskerze
Süßholzwurzeltee

Übelkeit
Chilis
Ingwer
Süßholzwurzeltee

Verdauungsstörungen und Sodbrennen
Blasentang
Bromelain
Ingwer
Pfefferminze

Verstopfung
Ballaststoffe (Faserstoffe)
Flohkraut
Lärchengummi (Arabinogalactan)
Rotulmenrinde

Zahnschmerzen
Zahnfleischmassage mit:
Knoblauch (zerdrückt)
Nelkenöl

Häufige Fragen

Muß ich alle Umstellungen in meiner Ernährungsweise auf einmal vornehmen, damit die Typ-0-Diät zum Erfolg führt?

Nein, ganz im Gegenteil. Beginnen Sie langsam, streichen Sie die Nahrungsmittel, die Ihnen nicht zuträglich sind, nach und nach vom Speisezettel und ersetzen Sie sie schrittweise durch solche aus der Kategorie »sehr bekömmlich«.

Viele Diäten verlangen nach einer ebenso schnellen wie radikalen Änderung der Eßgewohnheiten. Meiner Ansicht nach ist es aber realistischer und letztendlich effektiver, einen Lernprozeß zu durchlaufen. Glauben Sie mir nicht blindlings, sondern lernen Sie aus eigener Erfahrung, die Veränderungen körperlich zu »erspüren«.

Ehe man mit der Blutgruppenernährung beginnt, dürfte man in der Regel kaum wissen, wie bekömmlich oder abträglich die einzelnen Nahrungsmittel für den eigenen Organismus sind. Ausschlaggebend für die Auswahl sind üblicherweise die Geschmacksknospen, Familientradition und Ernährungsratgeber. Vermutlich essen Sie instinktiv allerlei Dinge, die Ihnen bekommen, aber dank der Blutgruppendiät sind Sie nun in der Lage, jederzeit und gezielt die richtige Auswahl zu treffen.

Kennen Sie erst einmal die für Sie optimale Zusammenstellung von Speisen und Getränken, können Sie getrost hin und wieder einen »Seitensprung« wagen. Unerbittlichkeit ist der Feind jeder Freude – und ich bin gewiß kein Verfechter starrer Regeln! Die Typ-0-Diät soll Ihnen zu Wohlbefinden verhelfen und Ihnen nicht das Gefühl vermitteln, zu leiden oder etwas zu entbehren. Und vertrauen Sie Ihrem gesunden Menschenverstand, wenn es darum geht, zu bestimmten Anlässen wie einer Einladung oder Familienfeier die Regeln ein wenig zu lockern.

Ich habe Blutgruppe 0 und mein Mann Blutgruppe A. Wie steht es um gemeinsame Mahlzeiten? Ich möchte nicht zwei verschiedene Gerichte zubereiten.

Meine Frau Martha und ich befinden uns in derselben Lage. Sie hat Blutgruppe 0, ich Blutgruppe A. Mittlerweile wissen wir, daß wir in der Regel etwa zwei Drittel einer Mahlzeit gemeinsam essen dürfen. Den Hauptunterschied machen die Eiweißlieferanten aus. Steht beispielsweise pfannengerührtes Gemüse auf dem Speisezettel, bereitet Martha für sich getrennt etwas Hühnerfleisch zu, während ich zu meinem Gemüse gebratenen Tofu esse. Und bei Pastagerichten gibt Martha zu ihrer Portion mitunter ein wenig gebratenes Rinderhackfleisch. Das Ganze ist gar nicht mehr mühselig, weil wir inzwischen mit den Besonderheiten der beiden Ernährungsvarianten recht gut vertraut sind.

In den umfangreichen Bänden *4 Blutgruppen – Vier Strategien für ein gesundes Leben* und *4 Blutgruppen – Das Kochbuch für ein gesundes Leben* finden Sie detaillierte Informationen und Anregungen für Familien, bei denen sich Vertreter mehrerer Blutgruppen um den Tisch scharen. Ich weiß, daß viele Menschen Bedenken hegen, mit der Blutgruppenernährung aufgrund allzu vieler individueller Unterschiede nicht zurechtzukommen. Aber bedenken Sie folgendes: Für jeden Typ sind über 200 Nahrungsmittel aufgelistet, und ein Großteil davon läßt sich mit der Kost aller vier Blutgruppen vereinbaren. Angesichts der Tatsache, daß der Mensch im Durchschnitt nur etwa 25 Nahrungsmittel verzehrt, bieten die vier Varianten der Blutgruppendiät genaugenommen eine eher vielfältige als eingeschränkte Auswahl.

Muß ich alle Nahrungsmittel der Kategorie »sehr bekömmlich« essen?

Keineswegs – alle Nahrungsmittel dieser Kategorie zu verzehren wäre wohl kaum möglich! Stellen Sie sich Ihre Typ-0-Diät wie die Palette eines Malers vor, aus der man die Farben in unterschiedlichen Schattierungen und Mischungen auswählt. Bemühen Sie sich aber, wenn irgend möglich die für die einzelnen Nahrungsmittelgruppen angegebene wöchentliche Anzahl von Portionen zu verzehren.

Die Häufigkeit spielt vermutlich eine wichtigere Rolle als die Portionsgröße. Verkleinern Sie bei Bedarf die Einzelportionen, falls Sie von kleiner Statur sind, aber halten Sie sich in puncto Regelmäßigkeit und Häufigkeit an die jeweiligen Angaben. Auf diese Weise ist sichergestellt, daß die wertvollsten Nährstoffe weiterhin fortwährend in die Blutbahn gelangen.

Was soll ich tun, wenn ein Nahrungsmittel der Kategorie »vermeiden« im Rezept steht?

Das hängt von Art und Schwere Ihrer Beschwerden ab bzw. davon, wie Ihr Organismus auf das betreffende Nahrungsmittel reagiert. Machen Ihnen Nahrungsmittelallergien oder eine Dickdarmentzündung (Colitis) zu schaffen, tun Sie besser daran, auf diese Zutat zu verzichten. Viele Menschen, deren Organismus stark auf bestimmte Nahrungsmittel anspricht, meiden derlei Produkte gänzlich – eine meiner Ansicht nach etwas überzogene Reaktion. Die meisten Menschen können hin und wieder irgend etwas verzehren, das normalerweise auf ihrer Nahrungsmittelliste nicht vorkommt, solange sie nicht an einer spezifischen Allergie leiden.

Kann ich durch die Blutgruppenernährung Gewicht abbauen?

Die Antwort auf diese Frage ist nicht einfach mit Ja oder Nein zu beantworten. Zunächst einmal folgendes: Die Ernährung der meisten übergewichtigen Menschen ist unausgewogen; das heißt sie essen Dinge, die den Stoffwechsel durcheinanderbringen, die Verdauung beeinträchtigen und zu Wasseransammlungen im Gewebe führen. Kennzeichen der Blutgruppenernährung hingegen ist *Ausgewogenheit*, und damit ist diese Diät für Ihren Organismus gewissermaßen maßgeschneidert.

Mit der Umstellung auf diese Form der Ernährung normalisiert sich der Stoffwechsel; die Kalorien werden besser zur Brennstoffgewinnung verwertet, Ihr Verdauungssystem kann die Nährstoffe ausreichend verarbeiten, und die Wasseransammlungen im Gewebe gehen zurück. Nach und nach – wahrscheinlich innerhalb sehr kurzer Zeit – bauen Sie dementsprechend Gewicht ab.

Im Rahmen meiner Arbeit stellte ich fest, daß die Mehrzahl meiner Patienten mit Gewichtsproblemen auch schon allerlei Diäten ausprobiert hatte. Nun könnte man annehmen, daß durch ständiges Diäthalten Pfunde abgebaut werden. Dies ist aber keineswegs der Fall, solange die Ernährung in ihrer Zusammensetzung und die dafür verwendeten Nahrungsmittel den natürlichen Gegebenheiten Ihrer individuellen Blutgruppe entgegenlaufen.

In der Regel neigen wir beim Thema Gewichtsabbau zur Nullachtfünfzehndiät, die sich für jedermann eignet, und wundern uns dann, wenn der Erfolg ausbleibt. Die Erklärung liegt auf der Hand! Unterschiedliche Blutgruppen reagieren nämlich auf ein und dasselbe Nahrungsmittel auch auf unterschiedliche Weise. So verarbeiten beispielsweise Angehörige der Blutgruppe 0 Brot und Teigwaren anders als ihre Mitmenschen vom Typ A und speichern diese Nahrungsmittel als Fett. Umgekehrt wird Protein vom 0-Typ wirksam verstoffwechselt, vom A-Typ hingegen nicht. Möchten Sie Gewicht abbauen, hilft Ihnen die Blutgruppendiät weiter. In Kombination mit dem empfohlenen Trainingsprogramm werden sich Erfolge sehr rasch einstellen.

Spielt die Kalorienzufuhr im Rahmen der Blutgruppendiät eine Rolle?

Die Umstellung auf diese Diät bedarf einer gewissen Gewöhnung. Mit der Zeit sind Sie imstande, die Nahrungsmittelmengen Ihren Bedürfnissen entsprechend anzupassen. Wichtig ist es vor allem, auf die Portionsgrößen zu achten. Einerlei *was* Sie essen – ein *Zuviel* davon ist gleichbedeutend mit Gewichtszunahme. Dieser Umstand ist so offensichtlich, daß er eigentlich keiner Erwähnung bedarf.

Doch Überernährung zählt mittlerweile zu den gravierendsten und bedrohlichsten Gesundheitsproblemen der Industrienationen: Millionen von Menschen stopfen viel zu viel in sich hinein und leiden deshalb unter Übergewicht und Verdauungsstörungen. Durch übermäßiges Essen dehnt sich die Magenwand aus wie ein aufgeblasener Luftballon. Von Natur aus ist die Magenmuskulatur zwar elastisch und so beschaffen, sich abwechselnd auszudehnen und zusammenzuziehen; werden die Zellen der Magenwand jedoch überdehnt, stellt dies eine enorme Belastung für sie dar. Sind Sie es nun gewohnt, so viel zu essen, daß Sie sich randvoll und nach einer Mahlzeit in der Regel träge fühlen, sollten Sie versuchen, die Einzelportionen kleiner zu halten. Lernen Sie, auf Ihren Körper zu hören.

Ich habe Blutgruppe 0 und leide unter Herzproblemen. Mir wurde geraten, Fett und Cholesterin völlig zu meiden. Kann ich überhaupt Fleisch essen?

Zunächst einmal müssen Sie sich vergegenwärtigen, daß bei Angehörigen der Blutgruppe 0 Getreide für die Schädigung des Herz-Kreislauf-Systems verantwortlich ist und nicht Fleisch. Dies ist insofern besonders interessant, als fast allen Menschen, die an einer Herzerkrankung leiden oder die bemüht sind, einer solchen Krankheit vorzubeugen, empfohlen wird, sich auf eine vorwiegend aus komplexen Kohlenhydraten bestehende Ernährung umzustellen.

Bei Menschen der Blutgruppe 0 führt aber die reichliche Zufuhr bestimmter Kohlenhydrate – in der Regel in Form von Weizenbrot – zu einem Ansteigen der Insulinspiegel. Der Organismus reagiert darauf mit einer vermehrten Speicherung von Fett im Gewebe und mit einer Erhöhung der Blutfettkonzentrationen. Halten Sie sich zudem vor Augen, daß die Cholesterinspiegel im Blut nur geringfügig von der Zufuhr cholesterinreicher Nahrungsmittel beeinflußt werden. Cholesterinproduktion und -stoffwechsel in der Leber sind zu etwa 85 bis 90 Prozent für die Regulation des Cholesterinhaushaltes verantwortlich.

Ich habe Blutgruppe 0 und möchte mich möglichst fettarm ernähren. Was schlagen Sie vor?

Proteinreich ist nicht notwendigerweise gleichbedeutend mit fettreich, insbesondere wenn Sie Fleischsorten meiden, die stark mit Fettäderchen durchzogen sind. Versuchen Sie – auch wenn dies teurer ist –, Fleisch von freilaufenden Tieren aus ökologischer, von Antibiotika und anderen chemischen Substanzen weitgehend freien Aufzucht zu bekommen. Unsere Vorfahren verzehrten ziemlich mageres Wild oder das Fleisch von Haustieren, die Luzerne (Alfalfa) und anderes Gras fraßen. Der beachtliche Fettgehalt heutiger Fleischsorten ist auf den hohen Anteil an Maisfutter zurückzuführen. Läßt es Ihr Haushaltsbudget nicht zu oder können Sie kein Fleisch von freilaufenden Tieren bekommen, dann kaufen Sie die magersten Stücke und entfernen Sie vor dem Zubereiten sorgfältig alles Fett.

Im übrigen kann der 0-Typ auf vielerlei andere gute, von Natur aus fettarme Proteinlieferanten zurückgreifen, wie beispielsweise Hühnerfleisch, Fisch und Meeresfrüchte. Im Fett ölreicher Fische finden sich unter anderem Omega-3-Fettsäuren, die sich offenbar günstig auf Herzfunktion und die Senkung des Cholesterinspiegels auswirken.

Von vielen Getreidesorten, die Sie erwähnen, habe ich noch nie etwas gehört. Wo kann ich mehr darüber erfahren?

Falls Sie nach alternativen Getreidesorten Ausschau halten, sind Naturkostläden und Reformhäuser wahre Fundgruben. Während der letzten Jahre hat man viele uralte Getreidesorten, die weitgehend in Vergessenheit geraten waren, wieder entdeckt und baut sie mittlerweile wieder an. Beispiele hierfür sind Amaranth, ein Getreide aus Mexiko, und Dinkel, eine Weizenart, der aber offenbar keines der mit Weizenvollkorn einhergehenden Probleme hervorruft. Probieren Sie diese wohlschmeckenden Getreidesorten getrost aus. Dinkel ergibt ein ebenso herzhaftes wie wohlschmeckendes, deftiges Brot, und Amaranth wird mittlerweile auch für die Herstellung von Frühstücksflocken verwendet.

Eine weitere Alternative ist das sogenannte Essener Brot aus gekeimten Weizenkörnern; bei diesem Brot werden die vorwiegend in der Samenschale vorkommenden Glutenlektine durch den Keimungsprozeß zerstört. Das leicht verderbliche Essener Brot ist in der Regel in den Kühlregalen von Reformhäusern und Naturkostläden zu finden. Es ist ein »lebendiges« Lebensmittel und enthält viele dem Organismus zuträgliche Enzyme. (Lassen Sie aber die Finger von industriell hergestelltem »Weizenkeimbrot«; es enthält in der Regel nur einen geringen Anteil an gekeimten Weizenkörnern und zum größten Teil Vollkornweizen.) Essener Brot besitzt durch den beim Keimungsprozeß freigesetzten Zucker einen leicht süßlichen Geschmack; es ist feucht, hat Biß und schmeckt auch als Toast köstlich.

Meine beiden Kinder, fünf und sieben Jahre alt, probieren nur widerstrebend neue Dinge aus. Beide haben Blutgruppe 0, und es kostet mich viel Mühe, sie von Milch- auf Sojaprodukte und von weizenhaltigen auf weizenfreie Lebensmittel umzustellen. Können Sie mir Tips geben?

Die beste Methode bei Kindern besteht darin, Veränderungen nach und nach und ganz langsam herbeizuführen. Das, worauf Sie sich zu Beginn in erster Linie konzentrieren sollten, ist die vermehrte Einbeziehung von Typ-0-Nahrungsmitteln. Üben Sie sich in Geduld, wenn es darum geht, den Verzehr von Milch- und Weizenprodukten ganz allmählich einzuschränken. Und denken Sie daran, daß Vorlieben für bestimmte Nahrungsmittel »erlernbar« sind.

Wissenschaftliche Untersuchungen haben gezeigt, daß Kinder, denen man die Entscheidung selbst überläßt, im Laufe von mehreren Wochen für sich ebenso gute oder gar bekömmlichere Nahrungsmittel auswählen, als die Eltern ihnen vorgesetzt hätten. Bringen Sie also neue Nahrungsmittel auf den Tisch und üben Sie sich in Geduld.

Anhänge

Anhang B

Wissenswertes zum Thema Blutgruppen

Nun, nachdem Sie sich mit den Grundlagen der Blutgruppenernährung vertraut gemacht haben, möchte ich Sie dazu ermuntern, Ihr Wissen zu vertiefen und die Anwendungsmöglichkeiten zu erweitern. Die »4 Blutgruppen«-Serie bietet Ihnen die umfangreichsten, wissenschaftlich fundierten und durch klinische Erprobung untermauerten Informationen zum Thema Blutgruppen.

Um von den Empfehlungen zur blutgruppenspezifischen, individuellen Ernährung und Lebensführung optimal zu profitieren, sollten Sie sich mit allen vier Blutgruppen eingehend beschäftigen. Die Unterschiede existieren keineswegs in einem luftleeren Raum, sondern sind Teil eines naturgegebenen, komplexen Gefüges aus Gegensätzlichkeit und Zusammenwirken. Wissen Sie erst einmal über die evolutionsbedingten Faktoren Bescheid, durch die sich die Blutgruppen voneinander unterscheiden, tun Sie sich auch leichter, Ihrer eigenen Blutgruppe 0 entsprechend zu leben. Darüber hinaus bieten diese Bücher eine Fülle zusätzlicher Informationen und Empfehlungen zum Thema Blutgruppe 0. Die Reihe umfaßt folgende Bände:

4 Blutgruppen – Richtig leben
Das individuelle Konzept für körperliches und seelisches Wohlbefinden
Von Dr. Peter J. D'Adamo mit Catherine Whitney
(Piper Verlag, München 2001)

In *4 Blutgruppen – Richtig leben* zeige ich, wie eine blutgruppenspezifische Lebensweise in jedem Stadium des Lebens zu körperlichem und seelischem Wohlbefinden führen kann. Gestützt durch bisherige Ergebnisse der Genforschung sowie die Resultate von hunderten wohldokumentierten wissenschaftlichen Studien biete ich Ihnen ein Programm zur Steigerung von Vitalität und Lebenskraft, zu dem unter anderem folgende Punkte zählen:

- die jüngsten Erkenntnisse über die Genetik der Blutgruppen und ihren Einfluß auf den Organismus
- Untersuchungen über die Rolle von Untergruppen, insbesondere über die Bedeutung des Sekretor-Status
- erste Ergebnisse über den Zusammenhang zwischen Blutgruppe einerseits und Streß, Persönlichkeit und seelischer Gesundheit andererseits
- eine eingehende Untersuchung über blutgruppenspezifische Unterschiedlichkeiten von Verdauungsprozeß, Stoffwechsel und Immunabwehr
- individuelle, blutgruppenspezifische Ratschläge zur Veränderung der Lebensführung, zum Abbau von Streß und Erlangen emotionaler Ausgeglichenheit, zur Verlangsamung des Alterungsprozesses und Vermeidung von Krankheiten
- gezielte Ratschläge für Kinder und ältere Menschen
- umfangreiche Angaben zu wissenschaftlicher Literatur, Patientenberichte aus der Studie über die Ergebnisse

der Blutgruppendiät sowie Hinweise für Hilfsmittel und Bezugsquellen

4 Blutgruppen – Vier Strategien für ein gesundes Leben
Von Dr. Peter J. D'Adamo mit Catherine Whitney
(Piper Verlag, München 1997 und 1999)

Mit *4 Blutgruppen – Vier Strategien für ein gesundes Leben* stellte ich das Konzept vom Zusammenhang zwischen Blutgruppe, Ernährung und Gesundheit erstmals einer breiten Öffentlichkeit vor. Das Werk erschien in millionenfacher Auflage, wurde in fünfzig Sprachen übersetzt und bildet nach wie vor das Grundlagenbuch zu dieser Thematik. Es enthält unter anderem:

- einen Ausflug zu den anthropolgischen und biologischen Anfängen unserer Blutgruppen
- ausführliche Ernährungspläne, Fitneßprogramme und Menüvorschläge für jede Blutgruppe
- spezifische Empfehlungen im Zusammenhang mit gesundheitlichen Problemen, Gewichtsabbau, Alterungsprozeß, Unfruchtbarkeit und anderen Fragen
- Fallgeschichten aus meiner Praxis, die die bemerkenswerten Resultate der Blutgruppendiät aufzeigen
- häufig gestellte Fragen, ein Glossar und eine umfangreiche Bibliographie

4 Blutgruppen – Das Kochbuch für ein gesundes Leben
Von Dr. Peter J. D'Adamo mit Catherine Whitney
(Piper Verlag, München 2000)

4 Blutgruppen – Das Kochbuch für ein gesundes Leben ist

ein praxisorientiertes Kochbuch zur Umsetzung der Blutgruppendiät. Unter Mitwirkung von sachkundigen Ernährungsexperten entstand ein Kochbuch mit einer Fülle von grundlegenden Informationen und köstlichen Rezepten für jede Blutgruppe. Sie finden in diesem Buch:

- Nahrungsmittellisten, Einkaufsratgeber und Tips für die Küche
- eine familienfreundliche Übersicht im Register, aus der Sie mit einem Blick die Blutgruppen ersehen können, für die sich das jeweilige Rezept eignet
- eine Fülle von Tips und praktischen Hinweisen für die blutgruppenspezifische Ernährung
- 30-Tage-Pläne für die Einbindung der Diät in die Alltagsroutine
- nahezu 200 Originalrezepte für jeden Geschmack

Anhang C

Hilfsmittel und Bezugsquellen

Dr. Peter D'Adamo und sein Team nehmen in begrenztem Rahmen weiterhin neue Patienten auf. Zur Vereinbarung eines Termins wenden Sie sich bitte an:

The D'Adamo Clinic
2009 Summer Street
Stamford, CT 06905
USA
Tel. 001-203-348-4800

Anmerkung: Bitte stellen Sie auf diesem Weg keine Fragen über Dr. D'Adamos Arbeit oder zu persönlichen Gesundheitsproblemen.

www.dadamo.com

Das Internet hat sich als idealer Treffpunkt erwiesen, um die Grundlagen der Blutgruppendiät und die darauf abgestimmte Lebensweise kennenzulernen und umzusetzen. Seit Januar 1997 haben schon Hunderttausende die Webseite besucht, um sich an den Blutgruppen-Chats zu beteiligen und die wissenschaftlichen Archive zu durchstreifen, um Erfahrungen und Rezepte auszutauschen und mehr über die Wissenschaft der Blutgruppen zu erfahren. Zur Webseite gehört ein interaktives Mailboard sowie eine Archivdatei mit früheren Nachrichten an diese Adresse.

Einer der bedeutendsten Beiträge auf der Homepage ist die Studie über die Ergebnisse der Blutgruppendiät. Anhand dieser Studie war es möglich, Daten über die meßbaren Auswirkungen der Blutgruppendiät auf eine Vielzahl gesundheitlicher Störungen und Erkrankungen zusammenzutragen. Besucher der Internetseite werden eingeladen, über ihre Ergebnisse und Erfahrungen zu berichten.

Die Blutgruppe selbst bestimmen

Die North American Pharmacal Inc. ist offizieller Vertragspartner für den Vertrieb des Sets zur Selbstbestimmung der Blutgruppe. Dieses Set – ein Einweggerät zur einmaligen Bestimmung von Blutgruppe und Rhesusfaktor – kostet $ 7,95. Das Ergebnis liegt nach vier bis fünf Minuten vor. Wollen mehrere Freunde oder Familienangehörige ihre Blutgruppe testen, müssen Sie für jede Person ein separates Set bestellen.

Bestellungen innerhalb der USA werden via UPS geliefert (die Versandkosten betragen $ 5,25 pro Auftrag unabhängig von der Zahl der bestellten Sets). Expresslieferung (nach UPS-Versandbedingungen) ist gegen Aufpreis möglich. Auskünfte über Versandkosten für Expresslieferung zu Ihrem Wohnort erhalten Sie beim Kundendienst.

Für Lieferungen nach Orten außerhalb der USA können die Versandkosten sehr unterschiedlich und ziemlich hoch sein. Erkundigen Sie sich deshalb vor Aufgabe einer Bestellung bei unserem Kundendienst nach den ungefähren Versandkosten in Länder außerhalb der Vereinigten Staaten. Fügen Sie Ihrer Bestellung für ein Selbstbestimmungsset innerhalb der USA $ 7,95 + $ 5,25 für Versandkosten bei und senden Sie sie an:

North American Pharmacal Inc.
5 Brook Street
Norwalk, CT 06851
USA
Tel.: 001-203-866-7664
Fax: 001-203-838-4066
gebührenfrei innerhalb der USA:
877-AB0-TYPE (877-226-8973)
www.4yourtype.com

North American Pharmacal Inc. bietet eine Reihe weiterer Sets an, mit denen Sie Tests selbst durchführen können, wie beispielsweise die Bestimmung des Streßhormonspiegels, des weiblichen Hormonspiegels und des Mineralstoffhaushaltes; des weiteren Sets zur Bestimmung des Antioxidantien-Status und des Sekretor-Status. Für ausführliche Informationen über Preise, Lieferungs- und Zahlungsbedingungen wenden Sie sich bitte an North American Pharmacal Inc. (Anschrift wie oben).

Blutgruppenspezifische Produkte und Nahrungsergänzungspräparate

North American Pharmacal Inc. ist der offizielle Vertragspartner für den Vertrieb von blutgruppenspezifischen Produkten. Im Angebot finden sich unter anderem Zusatzpräparate, Bücher und Videos, Tees, Nährstoff-Riegel als Ersatz für Mahlzeiten und Kosmetika; dazu weiteres Material, das dazu beiträgt, die blutgruppenspezifische Ernährung und Lebensweise zu erleichtern. Zum Angebot gehören ferner Erzeugnisse der New Chapter® D'Adamo 4 Your Type Products™. Diese Vitamine, Kräuter und sonstigen Zusatzpräparate für eine ausgeglichene Ernährung wurden in ihrer Zusammensetzung speziell auf die Erfordernisse der einzelnen Blutgruppen zugeschnitten. Ergänzt wird die Produktpalette durch »Sip Right 4 Your Type™«-Tees und Lektinblocker-Präparate der Marke »Deflect™« sowie durch eine Reihe weiterer blutgruppenspezifischer und blutgruppenfreundlicher Gesundheitsprodukte, die in Zusammenarbeit mit »The Republic of Teas« und »New Chapter« entstanden.

Produktinformationen und Preislisten erhalten Sie bei North American Pharmacal Inc. (Anschrift wie oben).

Hinweis für Leser im deutschsprachigen Raum:

Blutgruppen-Bestimmungsset und Nährstoffergänzungen

Falls Sie Ihre Blutgruppe bestimmen möchten, benutzen Sie die Eldoncards! Dr. Peter D'Adamo hat eine ganze Serie von speziellen Blutgruppen-Produkten, Nahrungsergänzungspräparaten sowie Diagnose- und Informationsmaterialien entwickelt. Weitere Auskünfte darüber erhalten Sie über die unten angegebene Adresse, an die Sie auch Ihre Bestellungen senden können:

Stacktheme Europa
›Vechtstede‹
Buitenweg 26
3602 PS MAARSSEN / Niederlande
Tel.: +31 (0) 346 28 68 45
Fax.: +31 (0) 346 28 60 56
E-mail: stackeurope@planet.nl

E-mail: info@stacktheme.com (E-mail Schottland)
Webseite: www.stacktheme.com/www.right4EU

PIPER

Dr. Peter J. D'Adamo mit Catherine Whitney

Das Original-Blutgruppenkonzept

Aus dem Amerikanischen von Erica Mertens-Feldbausch

Der Naturheilmediziner Dr. D'Adamo hat mit seinem Original-Blutgruppenkonzept inzwischen hierzulande weit mehr als eine Million Menschen überzeugt. Doch was tun Sie, wenn Sie beim Einkaufen, beim Kochen, im Restaurant oder auf Reisen ganz rasch wissen wollen, ob bestimmte Nahrungsmittel im Rahmen des Konzepts für Sie sinnvoll und verträglich sind? Dafür hat der Autor auf der Basis neuester Forschungen vier Bücher als Kompaktinformation neu konzipiert – je eines für jede der vier Blutgruppen 0, A, B und AB. Jedes informiert nach einer kurzen Einführung in Form von übersichtlichen Listen darüber, welche Nahrungsmittel für Sie bekömmlich, welche neutral und welche zu vermeiden sind. Kurze Kapitel über Nahrungsergänzungsmittel und Naturheilmittel runden diese äußerst praktischen und sehr handlichen Bücher ab.

Tipps für die Blutgruppe 0

120 Seiten mit zahlreichen Tabellen. Geb. ISBN 3-492-04454-9

Tipps für die Blutgruppe A

122 Seiten mit zahlreichen Tabellen. Geb. ISBN 3-492-04455-7

Tipps für die Blutgruppe B

114 Seiten mit zahlreichen Tabellen. Geb. ISBN 3-492-04456-5

Tipps für die Blutgruppe AB

112 Seiten mit zahlreichen Tabellen. Geb. ISBN 3-492-04457-3

PIPER

Dr. Peter J. D'Adamo
mit Catherine Whitney

4 Blutgruppen – 4 Strategien für ein gesundes Leben

Überarbeitete Ausgabe mit neuem Rezeptteil. Aus dem Amerikanischen von Michael Benthack, Maren Klostermann, Lexa Katrin von Nostitz und Erica Mertens-Feldbausch.
415 Seiten mit 7 Abbildungen und 84 Tabellen.
Serie Piper

Sie wissen, daß es vier Blutgruppen gibt: 0, A, B und AB. Aber wissen Sie auch, daß Ihre Blutgruppe für die Gesundheit entscheidend ist? Dies ist die Botschaft dieses Buches.
Warum bleiben manche Menschen ihr Leben lang schlank und fit, während andere zeitlebens gegen Krankheiten und Übergewicht ankämpfen? Warum brauchen manche Menschen die regelmäßige sportliche Betätigung, andere nicht? Warum sind Diäten so unterschiedlich erfolgreich?
In langjährigen Studien und in der medizinischen Praxis hat Dr. D'Adamo, Arzt und einer der bedeutendsten Naturheilkundler der USA, für solche und andere Fragen die Antwort gefunden: Zwischen der Blutgruppe, der Anfälligkeit für Krankheiten, der Vitalität, der psychischen Befindlichkeit, der Ernährung und der körperlichen Aktivität gibt es eindeutige Zusammenhänge. Darüber klärt dieses Buch auf. Zudem bietet es für jede Blutgruppe eine eigene Gesundheitsstrategie.

Dr. Peter J. D'Adamo
mit Catherine Whitney

4 Blutgruppen – Das Kochbuch für ein gesundes Leben

Aus dem Amerikanischen von Erica Mertens-Feldbausch.
350 Seiten. Geb.

Dank des überaus erfolgreichen Blutgruppen-Buches von Dr. Peter J. D'Adamo ist unzähligen Menschen endlich der Zusammenhang zwischen der eigenen Blutgruppe, der Ernährung und der Gesundheit verständlich geworden. Wie wir uns sinnvoll ernähren sollten, wird von unserer Blutgruppe bestimmt. Das neue Kochbuch baut auf dem bewährten Blutgruppen-Buch auf und bietet für jede der 4 Blutgruppen eine Fülle von schmackhaften Rezepten und Ernährungsplänen, die der Autor in Zusammenarbeit mit zahlreichen Küchenchefs entwickelt hat. Ob Sie Vegetarier sind oder Fleisch essen – wenn Sie etwas für Ihre Gesundheit tun wollen, wenn Sie das richtige Gewicht und völliges körperliches Wohlbefinden erreichen wollen, dann ist dieses leicht verständliche Ernährungsprogramm genau das Richtige für Sie.

PIPER

Dr. Peter J. D'Adamo
mit Catherine Whitney

4 Blutgruppen – Richtig leben

Das individuelle Konzept für körperliches und seelisches Wohlbefinden. Aus dem Amerikanischen von Christa Broermann, Erica Mertens-Feldbausch, Elsbeth Ranke und Werner Roller. 559 Seiten. Serie Piper.

In den USA leben schon Millionen von Menschen nach dem Blutgruppen-Konzept von Peter J. D'Adamo, im deutschsprachigen Raum sind es viele Hunderttausend. Nach zwei Bestsellern – dem Grundlagenbuch und dem Kochbuch – legt der Naturheilmediziner hier sein drittes Buch vor. Es baut auf den ersten beiden Büchern auf, geht aber weit darüber hinaus und verwertet neueste Forschungsergebnisse und zahlreiche Patientenberichte. Diese zeigen, daß es ein blutgruppenspezifisches Profil für beinahe jeden Aspekt unseres Lebens gibt, und daß uns unsere Blutgruppe »sagt«, wie wir besser leben können.
Die verständlichen Vorschläge und Empfehlungen des Autors sind für jede Blutgruppe jeweils in fünf Gebiete unterteilt:

1. Lebensführung
2. Streß und seelische Ausgeglichenheit
3. Maximierung der Gesundheit
4. Vermeidung und Überwindung von Krankheiten
5. Strategien für das Alter